MÉMOIRE

SUR LES

Eaux Thermo-minérales

EN GÉNÉRAL

ET SUR CELLES DE

BOURBONNE-LES-BAINS

en particulier.

PAR E. RODES,

DOCTEUR EN MÉDECINE DE LA FACULTÉ DE PARIS,
ANCIEN PROSECTEUR DES HOPITAUX D'INSTRUCTION DE METZ ET DU VAL-DE-GRACE,
CHIRURGIEN AIDE-MAJOR AU 10e LÉGER,
ATTACHÉ A L'HOPITAL MILITAIRE DE BOURBONNE PENDANT LA SAISON DES EAUX,
MEMBRE DE LA SOCIÉTÉ D'AGRICULTURE, SCIENCES ET ARTS D'AGEN.

« Les bons médecins font les bonnes eaux ; en effet,
» que m'importent les principes minéralisateurs, leur
» énergie, leur température, s'il n'y a pas dans l'éta-
» blissement un guide sage et prudent qui me dirige
» sur l'emploi que je dois faire d'un agent thérapeu-
» tique aussi puissant, qui m'avertisse de ce que j'ai à
» craindre, et mieux encore de ce que je puis espérer. »
(ALIBERT. *Eaux minérales de France.*)

PARIS

IMPRIMERIE DE FÉLIX LOCQUIN

RUE N.-D.-DES-VICTOIRES, 16

1841

A M. le Docteur Moizin,

MEMBRE DU CONSEIL DE SANTÉ DES ARMÉES, OFFICIER DE LA LÉGION D'HONNEUR, MEMBRE DE PLUSIEURS SOCIÉTÉS SAVANTES.

A M. Fossé,

OFFICIER DE LA LÉGION-D'HONNEUR, LIEUTENANT-COLONEL DU 21e RÉGIMENT D'INFANTERIE DE LIGNE,

Bien faible témoignage de ma reconnaissance et de mon dévouement,

E. RODES.

MÉMOIRE

SUR LES

Eaux Thermo-minérales

EN GÉNÉRAL

ET SUR CELLES DE

BOURBONNE-LES-BAINS

en particulier.

INTRODUCTION.

Lorsqu'on passe en revue les nombreux travaux, les importantes découvertes des médecins et des savants de notre époque, on voit avec orgueil l'art de guérir, que l'admirable talent d'observation et les vues philosophiques de nos illustres devanciers nous avaient légué si riche, s'avancer à grands pas vers la perfection et s'élever à la hauteur des sciences exactes. Aujourd'hui, le praticien habile peut, dans la pluralité des cas, apprécier les symptômes, remonter aux causes d'une maladie, découvrir sa nature et son siège, suivre ses différentes phases, enfin prévoir sa terminaison avec une certitude presque mathématique; une fois que, de l'étude approfondie du mal, il a tiré les inductions nécessaires à un traitement rationnel, la thérapeutique lui présente des ressources si efficaces et en même temps si variées qu'il est peu de lésions, même les plus graves, auxquelles il ne puisse opposer de victorieux moyens. D'où vient donc que certaines affections chroniques résistent au traitement le mieux entendu et désespèrent le malade et le médecin? L'art doit-il être accusé d'impuissance? non, sans doute ; il est rare que les bons préceptes manquent; c'est leur application qui rencontre des difficultés quelquefois insurmontables. En effet, la maladie chronique est presque toujours arrivée lentement; une marche insensiblement progressive l'a presque identifiée avec les organes ; un traitement long et opiniâtre peut seul en triompher. Cependant le malade veut guérir et guérir promptement ; les moyens curatifs heurtent ses passions, ses habitudes, imposent des privations difficiles à supporter et ne lui promettent en définitive qu'une amélioration lointaine. Aussi les regarde-t-il vite comme inefficaces, et demande-t-il à les remplacer par d'autres. Son médecin, pour peu qu'il manque de fermeté, se voit obligé de parcourir tout le domaine de la thérapeutique, d'employer successivement toutes les médications sans pouvoir en suivre une seule avec cette persévérance qui amène les grands résultats. La maladie reste stationnaire, si elle ne fait pas de funestes progrès. C'est alors que le malade et le médecin regardent les eaux minérales comme un dernier refuge, comme la seule branche de salut. Emerveillé par le récit de cures qu'une appréciation superficielle et inexacte fait regarder comme miraculeuses, le malade se croit déjà au terme de ses souffrances ; le médecin, moins enthousiaste, voit en première ligne dans l'usage des eaux, l'occasion de mettre en pratique ce sage précepte d'Hippocrate : « *In morbis longis solum vertere conducit* » (1). D'un autre côté, il ne se dissimule pas que relativement à leur composition, les sources doivent jouir de propriétés di-

(1) Epidémies, aph. 107.

verses qui les rendent utiles ou nuisibles suivant qu'elles sont ou non en rapport avec la nature et le degré de l'affection mobide. Il doit faire un choix judicieux, décider une question d'opportunité. Pour atteindre ce but, il consulte les ouvrages spéciaux qui seuls peuvent le guider, et il ne trouve partout qu'exagération ou mauvaise foi. Les eaux sont données ici comme une panacée universelle, là comme des moyens souvent dangereux dont les rares succès dépendent uniquement des circonstances qui en accompagnent ou précèdent l'emploi. Distinguer le vrai du faux à travers ce conflit d'opinions opposées n'est pas chose facile, surtout lorsqu'il s'agit d'une partie de la matière médicale où, de l'aveu même d'Alibert (1), l'art de l'expérience est encore à créer. Il ne faut donc pas s'étonner de voir quelques praticiens commettre en pareille occurrence les plus graves erreurs.

Si, comme le pensent MM. Andral et Ratier (2), il faut pour connaître le degré de confiance que l'on doit accorder aux eaux minérales et la valeur des secours qu'on peut en attendre, s'il faut, dis-je, des faits nombreux, des faits consciencieusement observés et par des hommes placés en dehors des questions d'intérêt et de rivalité, les officiers du corps de santé militaire me paraissent appelés à éclairer ce point encore si obscur de la thérapeutique. En effet, ils ont une position toute spéciale; une foule de cas variés se présentent à leur investigation; ils peuvent administrer les eaux sans avoir recours, pour en imposer au malade, à tous ces remèdes qui ne sont que trop souvent employés dans la pratique civile et dont la coopération rend impossible une juste appréciation des effets de l'agent principal; de plus, ils ont le

(1) Alibert, *Traité des eaux minérales*, proleg. aph. 15.—1826.

(2) *Dictionnaire de méd. et de chir. pratique*, Eaux minérales.

grand avantage de connaître les effets consécutifs du traitement au moyen des certificats fournis chaque année par les Docteurs des divers corps de troupes (1).

C'est à titre de chirurgien militaire, et après avoir été chargé d'un service nombreux à l'hôpital de Bourbonne-les-Bains, que je viens publier le résultat de mes études sur les eaux thermales de cette ville. Dans la rédaction de mon travail, je mettrai à profit les conseils des praticiens et la lecture des auteurs ; j'appuierai mes propositions sur des expériences multipliées, souvent faites sur moi-même, et sur des observations cliniques recueillies avec soin pendant quatre années consécutives. Heureux, si mes efforts contribuent à rectifier quelques erreurs, à établir quelques vérités.

(1) Plusieurs travaux remarquables sur les eaux minérales sont consignés dans les *Mém. de Méd., chir. et de Pharmacie milit.*

CONSIDÉRATIONS GÉNÉRALES.

On appelle eaux minérales celles qui diffèrent des eaux des sources ordinaires par leur température et leur composition. Cette définition les divise en deux embranchements bien distincts : les eaux minérales chaudes ou thermales, les eaux minérales froides ; je ne parlerai pas de ces dernières.

Les eaux thermales sont très nombreuses ; cependant, si on ne considère que leur principe minéralisateur ou le corps qui, par sa prédominance, leur imprime un caractère particulier, on compte des eaux *sulfureuses*, *acidules* ou *gazeuses*, *alcalines*, *ferrugineuses*, *salines* et salines-iodées ou salines-bromées : c'est à cette dernière classe qu'appartiennent les eaux thermales de Bourbonne.

Le calorique, l'eau, des circonstances particulières qu'on rencontre dans toutes les sources, en fournissent les propriétés générales. Les effets spéciaux sont dus à la nature et aux proportions des principes minéralisateurs. Par conséquent il est utile, avant de faire l'histoire des eaux de Bourbonne, d'étudier ce qu'elles ont de commun avec toutes les eaux thermales.

Première partie.

DES EAUX THERMALES EN GÉNÉRAL.

L'usage des eaux thermales remonte à une époque très reculée. S'il faut en croire Pline (1), les Romains s'arrêtaient à toutes les sources chaudes, en faisaient des divinités particulières et bâtissaient autour d'elles des bains, des temples et des villes. On voit encore à Bourbonne deux ex-voto qui prouvent que ces maîtres du monde y ont adoré le dieu Apollon Borvon et la déesse Damone ou Tomone.

Dans un temps d'ignorance et de superstition, certaines cures opérées sur des hommes qui avaient inutilement employé d'autres remèdes, durent produire assez d'étonnement, de reconnaissance et même d'enthousiasme pour faire regarder les thermes comme des dieux tutélaires voués à la conservation de l'humanité. Mais aujourd'hui que les sciences physiques sont si avancées, il est pénible pour un médecin philosophe de voir certains auteurs fermer les yeux à l'évidence, chercher du merveilleux là où il n'en existe pas, et

(1) Pline (*Histoire naturelle*, liv. XXI) dit, en parlant des eaux chaudes, « Augent numerum Deorum nominibus variis urbesque condunt, etc. »

vouloir soustraire les eaux thermales aux lois générales de la nature pour leur donner une espèce de vie, une manière d'être *sui generis*, comme si leur puissance thérapeutique devait être nulle du moment où elle serait sévèrement analysée et réduite à sa plus simple valeur ! Donner ainsi une origine et des vertus merveilleuses à l'eau des sources chaudes pour en expliquer les effets, c'est nier la médication excitatrice, ou du moins c'est ignorer son mode d'action et méconnaître sa force et son étendue.

Tous les esprits sages et éclairés, les véritables amis des eaux thermales doivent comprendre combien il est important de ne plus les considérer à travers le prisme de la prévention et d'un intérêt mal entendu. J'ose le dire, on leur rendra un grand service en les débarrassant de ce quid divinum qui ne doit plus trouver place que dans les réclames emphatiques de ceux qui cherchent à faire des dupes. Tant qu'une routine aveugle et superstitieuse présidera à leur administration ; tant que tous les malades, quelles que soient du reste leur affection et leur manière de sentir, seront soumis à un traitement dont la forme et la durée (1) seront toujours les mêmes ; tant qu'il en sera ainsi, dis-je, on verra, à côté de quelques cures heureuses, des effets entièrement nuls et des accidents quelquefois funestes (2). Mais si les lois d'une saine thérapeutique viennent régir la médication thermale, son emploi deviendra sûr et facile, rendra de plus grands servi-

(1) Une ou plusieurs saisons de vingt-un jours, nombre impair !

(2) Au mois d'août dernier, je fus appelé auprès d'un prêtre qui avait la fièvre et éprouvait des douleurs extrêmement vives dans les lombes ; il souffrait d'une gravelle rouge, et il s'était baigné et douché ; car il avait entendu dire, et le doucheur le lui avait assuré, que les douches guérissaient toute espèce de douleurs. Il faut savoir qu'à Bourbonne, les habitants, et à plus forte raison les garçons des bains, donnent des conseils aux baigneurs avec un aplomb que leur vieille experience semble justifier.

ces, et s'il n'amène pas toujours la guérison, du moins il ne sera plus exposé à faire des victimes. Alors, Alibert aura proclamé une grande vérité en disant : les bons médecins font les bonnes eaux.

A. Propriétés physiques des eaux thermales.

I. DE LA THERMALITÉ. — On a émis plusieurs hypothèses pour expliquer la calorification des eaux thermales ; j'exposerai les plus rationnelles.

(*a*) LES RÉACTIONS CHIMIQUES. — L'opinion qui attribue la thermalité aux réactions des corps les uns sur les autres est très ancienne ; Sénèque en parle dans le troisième livre de ses questions naturelles, et il cite à l'appui de son assertion, la température élevée que prend l'eau jetée sur la chaux vive. La chimie nous enseigne que la plupart des réactions moléculaires sont accompagnées d'un dégagement de calorique et d'électricité, et que souvent des réactions semblables doivent avoir lieu sur le passage des eaux minérales. D'après cette hypothèse, la température des eaux devrait être en raison directe de la quantité des substances dissoutes ; or, les eaux de Bourbonne sont beaucoup plus salées et moins chaudes que celles de Chaudes-Aigues.

(*b*) ÉLECTRICITÉ. COURANTS ÉLECTRIQUES. ACTIONS ELECTRO-MOTRICES. — Le physicien Socquet (1), Martinet (2) et d'autres auteurs, frappés des effets terribles de la foudre et de ceux de la pile galvanique, avaient cru voir dans la thermalité l'intervention du fluide électrique. Mais il appar-

(1) Socquet, *Essai sur le calorique*, page 7.
(2) Martinet, *Eaux de Plombières*, page 18.

tenait à Anglada (1) et à M. Becquerel (2) de tirer tout le parti possible de l'existence de courants électriques dans l'intérieur de certaines parties du globe, pour donner à cette hypothèse toute l'importance dont elle était susceptible (3). Cependant on peut objecter que les points isothermes de différentes sources de la terre ne sont pas toujours en rapport avec les courants électriques indiqués par l'aiguille aimantée.

(*c*) Volcans. — M. Berzélius dans ses études sur les eaux chaudes de la Bohême (4) envisage la thermalité comme liée à l'existence des volcans en activité ou même éteints; mais il regarde cette théorie comme une hypothèse seulement applicable aux sources qui contiennent de la soude et qui sont sursaturées d'acide carbonique. Dans tous les cas, l'opinion de M. Berzélius étant prouvée, il resterait à expliquer la cause des volcans.

(*d*) Chaleur centrale du globe. — Cette hypothèse de la thermalité est aujourd'hui en grande faveur; elle compte parmi ses partisans de hautes célébrités scientifiques, d'après lequelles, les volcans et le soulèvement des montagnes seraient des effets de la même cause.

Cette théorie est basée sur les faits suivants qui sont d'une importance incontestable :

1° D'après les expériences de M. Dubuisson sur la température des mines (5), d'après les observations faites en Amé-

(1) Anglada, *Eaux thermales des Pyrénées*, page 17.

(2) Becquerel, *Annales de Phys. et de chim.*, t. XXV, page 327.

(3) M. de Humboldt a signalé (*mêmes Annales*, t. XXV, p. 327), dans le Heidelberg, en Franconie, une montagne formée de chlorite schisteuse et de serpentine, jouissant de la polarité magnétique, agissant à plus de vingt pieds sur les boussoles des mineurs, constituant une sorte d'appareil électro-magnétique indépendant du magnétisme du globe, ses axes magnétiques étant disposés à angles droits, à l'égard du méridien magnétique.

(4) Berzélius, *mêmes Annales*, t. XXVIII, page 390.

(5) Dubuisson, *Traité de géognosie*.

rique par M. de Humboldt (1), la température du globe va graduellement en augmentant de la surface au centre dans la proportion de 1° du thermomètre centigrade pour 25 ou 30 mètres de profondeur. Ce fait a été pleinement confirmé par les expériences de MM. Arago et Walferdin sur la température des divers points du puits de Grenelle; l'eau de ce puits donne 28° de chaleur pour une profondeur d'environ 550 mètres (2).

2° Comme l'eau chauffée dans l'intérieur de la terre, se refroidit avant d'arriver à la surface du sol, et cela en raison directe de la longueur du canal qu'elle parcourt, toute source doit être d'autant plus chaude qu'elle est moins élevée au dessus du niveau de la mer. Voici ce que M. Boussingault a observé relativement aux eaux chaudes, dans la Cordillière de Vénézuela : La source d'Onoto, placée à 702 mètres au dessus du niveau de la mer, accuse une température de 44°,5 ; celle de Mariara présente 64° pour une élévation de 476 mètres ; enfin celle de las Trincheras, presque au niveau de la mer, atteint le 90° degré (3). Cependant quelques sources font exception à cette loi générale.

3° Tout ce qui peut accélérer l'ascension de l'eau thermale doit augmenter le produit et la chaleur des sources. En effet, supposons un liquide partant d'un point où existe une température constante, et parcourant un canal quelconque ; si sa vitesse devient plus grande, il se refroidira beaucoup moins, car le canal réchauffé en proportion lui enlèvera

(1) Humboldt, *Relation hist.* t. II.

(2) L'hypothèse de la chaleur centrale une fois admise, la théorie du puits artésien vient donner raison de l'ascension de l'eau à la surface du sol, en supposant que le canal parcouru par le liquide est une espèce de siphon renversé, dont les deux branches donnent passage, l'une à la partie froide, et l'autre à la partie échauffée.

(3) Boussingault, *Annales de phys. et de chimie*, t. XXIII, p. 274.

moins de calorique; en outre, le réservoir de la source sera plus tôt rempli. Or, une diminution dans la hauteur de la colonne ascendante et dans la pression atmosphérique, produit ce double effet comme semble le prouver une série d'expériences faites aux sources de Bourbonne.

Pour ce qui est relatif à la chaleur, voici ce qui a lieu : 1° Le bain Patrice (lorsque le niveau de l'eau est à 2m,37 au dessus du fond du puisard) présente tout au plus 50°; il va jusqu'à 55°,5 si le niveau est à 0m,03. 2° Le 14 juillet 1840, on épuisait cette source; je notai le rapport suivant entre les diverses hauteurs du niveau de l'eau et la chaleur de celle-ci.

Hauteur du niveau de l'eau dans le puisard :	0m 40	— 0m 15	— 0m 07	— 0m 03.
Degrés de chaleur de l'eau thermale :	+ 51° 7	— + 53°	— + 54°	— + 54° 33.

Si l'on prend les températures pendant que le niveau s'élève de 0m,03 à 0m,40, on constate une plus grande différence dans la chaleur de ces deux points, parce que l'eau est refroidie par les parois du puisard. Le 15 juillet 1840, le niveau étant à 2m,37, le thermomètre ne donna que 47°, tandis qu'il monte à 49° et 50° avant la saison des bains.

3° J'ai choisi des moments où le niveau dans le puisard était toujours le même, à 0m,03, et j'ai trouvé que la chaleur de l'eau et le poids de l'atmosphère marchaient en sens inverse :

Hauteur du baromètre :	0m 7440	— 0m 7400	— 0m 7350	— 0m 7330.
Température de l'eau thermale :	+ 54° 30	— + 54° 40	— + 55°	— + 55° 25 (1)

Une diminution de 0m,011 dans la colonne de mercure du baromètre a élevé la chaleur de l'eau de 0°,85.

(1) Le thermomètre a été choisi par M. le professeur Chevallier; l'appareil dont je me sers est disposé de telle sorte, que lorsque le thermomètre est retiré de la source, il est encore plongé dans un vase cylindrique rempli d'eau thermale : je perds ainsi infiniment peu de chaleur. Je dois à l'amitié de M. Brouville les températures prises dans l'intervalle des saisons des bains.

Quant à l'influence des pressions de l'eau et de l'air sur le produit des sources, elle est établie par les expériences suivantes, dirigées par M. de Charmoy, capitaine du génie, en présence de M. l'intendant divisionnaire, de M. Junck, sous-intendant, de MM. les docteurs de l'hôpital militaire et de M. l'officier comptable :

Hauteur du baromètre : { 1re exp., 0,743 / 2e exp., 0,735 } différence 0,008—therm. à 22° 80

Hauteur du niveau de l'eau dans le bain Patrice :		0m 40 —	0m 20 —	0m 3
Produit de la source en litres et en une seconde de temps :	1re exp.,	1l 22 —	1l 65 —	1l 85
	2e exp.,	1l 56 —	1l 75 —	1l 90

Les produits les plus forts ont coïncidé avec une diminution de 0,008 dans la hauteur du baromètre. Si cette diminution était de 2, 3, 4 centimètres les résultats seraient plus prononcés, car l'influence de l'air dépasserait alors celle de 20, 30 et 40 centimètres d'eau thermale (1).

Il est bon de citer un fait qui trouve ici une explication toute naturelle : pendant les tempêtes le baromètre présente des oscillations brusques et étendues; en même temps, les sources bouillonnent avec force; l'eau s'élève rapidement dans le puisard et quelquefois même déborde : M. Vernet, adjudant auxiliaire, m'a assuré l'avoir vu faire irruption dans la salle des piscines de l'hôpital (2).

4° On donne comme une autre preuve de la profondeur

(1) Le mercure pèse 13,58, l'eau distillée pesant 1.

(2) Conclusion très importante sur ce qui vient d'être dit : pour avoir le maximum du produit des sources, il faut que le niveau de l'eau dans le puisard soit toujours maintenu à une hauteur de 0m, 03 par une pompe sans cesse en mouvement au moyen d'une machine à vapeur. Si on ne peut pas remplir ces conditions et qu'on accorde un certain temps de repos à la source, son produit sera en raison de la grandeur du puisard. En effet, la pression du liquide est seulement en rapport avec la hauteur du niveau. Le puisard des bains civils est en forme de cône renversé; il est par conséquent très vicieusement construit.

du trajet des eaux et de leur calorification par la chaleur centrale, la constance de leur température. D'après ce que je viens de dire, on peut déjà nier cette invariabilité; et même, en laissant de côté les changements opérés par les diverses pressions atmosphériques, il est facile d'en trouver d'autres plus remarquables encore. Lors du tremblement de terre de Lisbonne, la source de la Reine à Bagnères-de-Bigorre obtint une élévation de plusieurs degrés de chaleur; en 1660, cette même source devint tout à coup presque froide, et resta quelque temps dans cet état. Les eaux d'Aix en Savoie éprouvèrent le même accident en 1775, etc.

L'hypothèse de la chaleur centrale est la plus probable et mérite la préférence sur toutes les autres. Cependant les réactions moléculaires, les volcans, les courants électriques, sont aussi des sources de chaleur pour les eaux minérales; c'est en les admettant comme causes secondaires de la thermalité, c'est en se rappelant que des eaux froides peuvent modifier les eaux thermales en s'infiltrant dans leur conduit, qu'on trouvera une explication satisfaisante, sinon mathématique, des anomalies que présente la chaleur centrale comme cause unique d'un des phénomènes les plus curieux de la nature.

II. DES PRINCIPES MINÉRALISATEURS.—Pendant leur marche souterraine, les eaux chaudes s'emparent d'une partie des substances minérales qu'elles rencontrent; elles en sont ordinairement peu chargées, soit que la rapidité du courant ne leur permette pas d'en dissoudre une plus grande quantité, soit que ces matières se trouvent enveloppées, empâtées dans des roches compactes qui ne les cèdent que pied à pied (1). Elles présentent souvent les acides carbonique,

(1) Soubeiran, *Dict. de méd. en* 25, art. Eaux min.

sulfureux, sulfurique, chlorhydrique, etc., qui sont les produits habituels des volcans. Sur leur passage, il peut s'effectuer des réactions chimiques qui donnent naissance à de nouveaux corps : ainsi une eau chargée de bicarbonate de soude laisse, en traversant un banc de gypse, un dépôt de carbonate de chaud et prend du sulfate de soude, etc.

D'après l'analyse des eaux thermales, pouvons-nous mesurer la profondeur de leur trajet, désigner les différentes couches de terrains qu'elles traversent, en d'autres termes, pouvons-nous expliquer l'origine des principes minéralisateurs? Malheureusement nos connaissances sur ce point de géologie sont encore trop peu avancées pour que la solution du problème soit toujours possible. C'est qu'il n'existe pas de rapport constant entre les propriétés chimiques et les terrains où les eaux paraissent à la surface du sol. Par conséquent, quelque philosophique qu'elle soit, la classification des eaux thermales, basée sur la nature des terrains qui leur livrent passage, demande encore beaucoup de recherches pour être généralement adoptée.

III. DU CALORIQUE.— En arrivant à la surface du sol, les eaux présentent-elles des propriétés extraordinaires qui puissent faire croire que leur calorique diffère de celui de nos foyers? Plusieurs auteurs s'empressent de répondre par l'affirmative : « Une remarque qu'on n'a pas encore faite, disent-ils, c'est que le calorique est combiné dans cette eau d'une manière particulière..... Il s'y trouve fondu, retenu d'une manière intime *suî generis.* » Cette opinion a trouvé place dans des ouvrages plus modernes, et je n'ai pas été peu surpris de la rencontrer dans celui de M. Renard, un des médecins les plus instruits et les plus consciencieux qui aient écrit sur les eaux de Bourbonne-lèsbains. Cette circonstance me fait un devoir d'examiner attentivement ces assertions, quoique Anglada (1), MM. Longchamp (2) et Chevallier (3) aient déjà montré le peu de confiance qu'elles méritent.

(*a*) Pour prouver que le calorique de l'eau thermale diffère essentiellement de tout autre, on a cité l'expérience de Mme de Sévigné qui rendait une rose fanée à sa première fraîcheur en la plongeant dans l'eau *bouillante* de Vichy, tandis qu'elle voyait une autre rose se détériorer entièrement sous l'influence de l'eau ordinaire portée à l'ébullition. Ce fait a été mal observé, car, pendant que l'eau distillée bout à 100 degrés, l'eau de Vichy n'en donne que 44. (Les gaz qui sortent de la source thermale font croire à l'ébullition du liquide.) L'eau thermale et l'eau distillée, également chaudes et salées, produisent les mêmes résultats sur les fleurs légèrement fanées ; les pétales reviennent à leur état primitif en reprenant le liquide qu'ils avaient perdu pour se flétrir. Après l'immersion, une partie du liquide s'évapore, entraîne l'essence de la fleur et paraît augmenter ses propriétés odorantes. Mais ces effets n'ont pas lieu si la température de l'eau est assez élevée pour désorganiser le tissu des pétales.

(*b*) L'eau thermale ne brûle, a-t-on dit, ni la bouche, ni le pharynx, ni les mains, comme le fait l'eau ordinaire portée au même degré de chaleur. Cette assertion est fausse : l'eau thermale agit comme l'eau ordinaire, et la malheureuse jeune fille qui tomba, en 1820, dans la fontaine chaude à Bourbonne, et qui mourut des suites de ses brûlures, ne prouve que trop la vérité de ce que j'avance ; je citerai encore deux militaires (Béteille, 10e chasseurs ; Piquet, 3e id.) de mon

(1) Anglada, *ouvr. cit.*, page 82 et suivantes.

(2) Longchamp, *Annales de chimie et phys.* t. XXIV, page 247.

(3) Chevallier, *Journal de chimie méd.*, année 18?3, p. 29.

service, en 1840, qui, ayant pris une douche trop chaude sur une partie du corps où existait la peau fine d'une cicatrice, furent brûlés assez vivement pour présenter des phlyctènes remplies de sérosité. Cette erreur est sans doute la fausse conséquence du fait suivant : l'eau thermale, comme tout corps chaud, agit plus vivement sur la peau que sur certaines muqueuses ; l'impression de la chaleur sur nos organes dépend de leur température et de la perte de calorique qui se fait à leur surface; la muqueuse digestive se trouvant presque toujours le siège de combinaisons moléculaires, doit avoir au moins 40° de chaleur; la peau des membres, au contraire, en a tout au plus de 30 à 32, parce qu'elle est plus éloignée du cœur, et que l'évaporation de la sueur à sa surface lui fait perdre une grande quantité de calorique; ordinairement on boit l'eau thermale à 50°; cette température excède de 10° celle des organes de la digestion ; mais sa prédominance sur celle des membres est plus forte encore, et ses effets sont d'autant plus prononcés, que l'eau appliquée sur la peau rend impossible l'évaporation de la sueur, et prive ainsi cet organe d'un grand moyen de refroidissement : aussi un bain à 40° ou 42° est-il insupportable de chaleur, tandis qu'on boit du café et du bouillon à 55° et même à 58°, sans éprouver de brûlure à la langue ni à plus forte raison à l'estomac.

(*c*) L'eau thermale se refroidit plus lentement que l'eau ordinaire, disent encore les partisans du calorique suî generis. L'expérience qui sert de base à cette opinion est celle du pharmacien Athenas (1), qui est loin d'avoir pris, en la faisant, toutes les précautions nécessaires pour découvrir la vérité; par conséquent je la regarde avec M. Longchamp

(1) Athénas, *Mém. de méd., chir. et de pharm. milit.* (1832).

comme non avenue; j'ai répété les expériences de ce dernier chimiste et celles de M. Chevallier, et je suis arrivé à cette conséquence que, sous le rapport du refroidissement, les eaux thermales n'offrent rien de particulier. Voici comment j'ai procédé : le 25 septembre 1840, j'ai fait apporter dans ma chambre un seau plein d'eau thermale; j'ai versé dans une grande capsule en porcelaine de l'eau de pluie échauffée sur le feu, et par l'agitation, je l'ai ramenée à la température de l'eau de la source. Une fois que les deux liquides ont marqué le même degré de chaleur, je les ai versés dans deux vases en étain, de la contenance d'un litre, de forme semblable, et dont j'ai fermé les ouvertures au moyen de deux bouchons de liège, armés chacun d'un thermomètre à esprit de vin et très sensible (les deux instruments marchaient ensemble); après avoir essuyé les litres et couvert leur bouchon d'une légère couche de lut pour empêcher tout refroidissement par évaporation, je les ai placés sur une table, en ayant soin de les entourer d'écrans, dans le but de les isoler et de les mettre à l'abri de tout courant d'air. L'atmosphère marquant +12°, voici la marche du refroidissement :

Heures. . .	7	8	9	10	11	12	1	2	3	4
Eau therm. .	45°	31°	25°	21°	17° 50	15° 25	14°	13°	12° 7	12°
Eau de pluie	45°	31° 25	25°	21°	17° 8	15° 75	15° 5	13° 2	13°	12°

L'expérience a été faite une seconde fois, en changeant la place des vases d'étain, c'est à dire en mettant l'eau thermale dans le vase qui renfermait l'eau de pluie pendant l'opération précédente, et *vice versa*; la marche du refroidissement n'a pas changé. Il est à remarquer qu'il existe une légère différence entre ces divers nombres, et que l'eau de pluie semblerait se refroidir un peu moins vite que l'eau thermale : l'eau salée, en effet, conduit mieux le calorique et doit en perdre davantage par le contact; mais si le refroidissement par évaporation était seul mis en jeu, l'eau thermale devrait mieux conserver sa chaleur, parce qu'elle est plus dense; cependant l'expérience suivante, dans laquelle deux vases en verre et à ouverture large et libre ont remplacé les vases métalliques, n'a pas présenté de différence notable dans la marche des thermomètres :

Heures. . .	10	—11	—11 30m.	=12 30m.	—1	
Eau therm. .	24° 5	—18° 3	—16°	—13°	—12°	tempér. extér. + 12°.
Eau de pluie.	24° 3	—18° 5	—15° 5	—13°	—12°	

Toutes les fois que j'ai ajouté à l'eau de pluie la quantité de sels que contient l'eau thermale, les deux liquides se sont comportés d'une manière tout à fait identique (1).

(*d*) Toute eau salée arrive à l'ébullition quelque temps après l'eau distillée, et sa densité, plus ou moins grande, donne la mesure de ce retard. Les chimistes attribuent ce phénomène à l'affinité des sels pour le liquide. L'eau thermale obéit encore ici aux lois de la physique, et cependant on a conclu de ce retard dans l'ébullition, qu'elle avait une plus grande capacité pour le calorique. Mais, on ne l'a pas remarqué, si elle doit rester plus longtemps sur le feu pour entrer en ébullition, une fois qu'elle bout, sa température est de 105°, à peu près, au lieu de 100 que présente l'eau distillée.

IV. DE L'ÉLECTRICITÉ.— L'évaporation d'un liquide quelconque développe deux électricités, dont l'une suit les vapeurs aqueuses, et l'autre va se perdre dans le sol en traversant le liquide, et cela d'autant plus vite que ce der-

(1) Les piscines de l'hôpital militaire sont enfoncées dans le sol, réchauffées constamment par les bains que les soldats y prennent, enfin placées dans une salle où d'épaisses vapeurs rendent très difficile le refroidissement par évaporation. Il n'est donc pas étonnant qu'elles conservent longtemps la chaleur de l'eau thermale.

nier est meilleur conducteur ou plus salé : par conséquent, l'eau thermale doit, toutes choses égales d'ailleurs, être moins chargée d'électricité que l'eau commune. On a voulu prouver le contraire : « si on examine, dit M. Ballard, certains faits positifs qui se passent dans les thermes, on ne peut leur donner d'autre cause que la surabondance de fluide électrique » (1). Or voici ces faits positifs : « 1° les gaz s'échappent de l'eau thermale avec une grande violence pendant les orages. » La diminution de la pression atmosphérique, dans ces circonstances, explique suffisamment ce fait et l'intervention de l'électricité est tout à fait inutile. « 2° L'acide silicique est insoluble ; quel est son dissolvant dans l'eau thermale ? quel est le principe qui s'en empare dans le verre ? c'est le fluide électrique. » Laissons à M. Dumas (2) le soin de combattre victorieusement cette erreur : « Si on verse un acide, même le plus faible, dans une solution de silicate de potasse ou de soude, l'acide silicique se précipite sous forme de flocons laiteux, et alors il est soluble dans une grande quantité d'eau, parce qu'il est à l'état naissant ; mais si, au moyen de la concentration de la liqueur, vous le précipitez de nouveau, vous ne pourrez plus le dissoudre même en le soumettant à l'action d'une grande masse de liquide. Pendant leur trajet souterrain, les eaux thermales peuvent rencontrer du silicate de soude qui, en présence de l'acide carbonique ou de tout autre acide, perd sa base et laisse l'acide silicique dissous ou à l'état de flocons. » Comme ce dernier est très peu soluble, il se précipite quelque temps après son arrivée dans le puisard par suite de l'évaporation de l'eau, et d'autant plus vite que le liquide est plus chargé de parties

(1) *Précis sur les eaux thermales de Bourbonne*, pages 44, 46, 47.
(2) Dumas, *Leçons orales* (1839).

salines. C'est pour cette raison sans doute que les eaux de Bourbonne qui contiennent presque huit grammes de sels par litre de liquide, présentent l'acide silicique seulement dans leurs boues, tandis que celles de Plombières, qui ont tout au plus 0,35 centigrammes de sels par litre, le gardent en solution. — L'humidité de l'atmosphère attaque à la longue l'alcali et non l'acide silicique du verre. Cette corrosion doit être facilitée dans les thermes par l'acide carbonique, les émanations salines et les vapeurs chaudes que fournit l'eau thermale.

« 3° L'accumulation de l'électricité, ajoute M. Ballard, est encore démontrée par la similitude d'action qui existe entre l'eau thermale et l'électricité. » Mais n'est-il pas reconnu que le calorique et l'électricité ont un point de contact sous le rapport de leurs effets sur l'organisme, l'excitation ? L'eau thermale agit comme corps chaud et salé et non comme corps électrique à moins qu'on n'admette que l'électricité ne diffère pas de la chaleur ; mais alors le bain domestique produirait les mêmes résultats que le bain thermal !...

De toutes ces considérations, je crois pouvoir conclure que les propriétés physiques des eaux thermales ne présentent rien de surnaturel. « Ainsi s'écroulent devant le langage d'une expérience sévère, des erreurs que le préjugé avait fait éclore sur le compte des eaux thermales, qu'une fausse expérience avait encouragées, et que cet aveugle entraînement avec lequel les auteurs se copient les uns les autres, avait surtout contribué à propager jusqu'à nous et à répandre de tous côtés dans les ouvrages classiques de notre époque (1).

(1) Anglada, *ouv. cit.*, page 192.

B. Propriétés médicinales des eaux thermales.

Comme je l'ai déjà dit, le nombre des établissements thermaux est considérable; cependant chacun d'eux a fait des fanatiques, chacun d'eux a trouvé des panégyristes pour vanter ses vertus miraculeuses, exposer ses titres à la reconnaissance publique, et réclamer pour lui seul le privilège de guérir toutes les maladies chroniques. Tous ces prôneurs semblent d'abord mettre beaucoup d'importance à démontrer que sous le rapport de sa composition, l'eau thermale est inimitable; et puis, ils en font une panacée universelle, comme si cette composition était indifférente et de nulle valeur. En voyant cette inconséquence, certains détracteurs ont dit : Les substances minérales n'ont aucune action, car avec des propriétés chimiques différentes, toutes les sources produisent des effets identiques; et forts de cet argument qu'ils ont cru sans réplique, ils n'ont voulu reconnaître dans l'eau thermale que l'action des bains chauds ordinaires et celle des circonstances hygiéniques. Pour mériter une confiance sans bornes, ces opinions sont trop exclusives et basées sur un examen trop superficiel. On n'a pas assez remarqué que les eaux thermales devaient avoir, en médecine comme en physique, un grand nombre de propriétés communes et quelques propriétés particulières. La médication que leur usage constitue est difficile à apprécier, parce qu'elle est très complexe; ses divers éléments sont tous des modificateurs si puissants que chacun d'eux peut, au détriment des autres, s'attribuer tout l'honneur du succès obtenu. Il est donc convenable, pour donner à chaque agent la part qu'il mérite dans la guérison, d'examiner attentivement les divers modes d'administration des eaux thermales, d'étudier leurs effets sur l'organisme, sans oublier la coopération des circonstances hygiéniques dans lesquelles on place les malades.

1. PROPRIÉTÉS GÉNÉRALES.—Après un voyage plus ou moins long, on prend les eaux thermales en boisson, en bains généraux et locaux, en bains de vapeur, en douches, en injections. Ainsi l'eau chaude plus ou moins minéralisée, le massage de la douche, le changement de lieu et toutes ses conséquences, la cessation de médications souvent intempestives, l'influence de la plus belle saison de l'année, l'espoir de guérir qui ranime le malade, lui donne une confiance aveugle, une docilité à l'épreuve d'un traitement long et pénible : tels sont les éléments de succès que possèdent tous les thermes, telles sont les bases sur lequelles reposent leurs propriétés générales.

Dans tous ces établissements, on boit l'eau chaude en grande quantité (de 4 décilitres à 2 et même 3 litres). L'eau tiède seule, prise en abondance, relâche la muqueuse de l'estomac, la plonge dans l'inertie, finit par provoquer le vomissement; et cela d'une manière tellement marquée, que certains auteurs lui ont reconnu une propriété vomitive particulière. L'eau thermale, au contraire, renferme des gaz et des principes salins qui facilitent son absorption en excitant la muqueuse stomacale. Introduite dans la circulation, cette masse de liquide détermine une véritable pléthore qui se résout en sueurs et en urines abondantes. Ces sécrétions sont encore activées par l'excitation que produisent les douches et les bains chauds. On a donc pu vanter toutes les eaux thermales comme sudorifiques, diurétiques, dépuratives, et les conseiller contre les affections cutanées, les exostoses, les périostoses, les suites de la syphilis, etc.....

parce que l'eau chaude, prise en abondance, est l'agent le plus efficace et le plus infaillible, lorsqu'il s'agit d'activer les sécrétions des reins et de la peau. Mais, il faut en convenir, les substances minérales, comme tant d'autres prétendus diurétiques, ont agi principalement sur l'estomac où ils ont établi une espèce de tolérance qui a permis une plus grande introduction de liquide.

A l'extérieur, l'eau thermale stimule la peau par ses principes salins ; elle la stimule aussi par sa température, mais c'est en excitant tout le corps ; voici comment : Elle s'oppose à l'évaporation de la sueur et répand dans tout l'organisme une énorme quantité de calorique destinée à cette évaporation. Alors cet excès de chaleur se porte au dehors en augmentant le produit des sécrétions de la peau ; les voies aériennes et la tête lui donnent un libre passage et deviennent ainsi le siège d'une excitation quelquefois très prononcée.

Le massage des douches communique le mouvement à des muscles depuis long-temps condamnés au repos ; il favorise, de concert avec les bains, les fonctions nerveuses et la circulation capillaire qui sont si utiles aux sécrétions des gaines celluleuses et des synoviales, aux résorptions des engorgements de toute espèce. En ne considérant que ces effets du calorique et de la percussion, on a pu dire que toutes les eaux thermales étaient toniques, excitantes, résolutives ; qu'à ces divers titres, elles pouvaient guérir les paralysies, l'atrophie, les rhumatismes, les affections catarrhales, opérer la résolution des engorgements glanduleux, de certaines tumeurs blanches, enfin donner le mouvement à des articulations à demi ankylosées, à des muscles contracturés, par suite de fractures, de luxations, d'entorses, de brûlures, de coups de feu, de congélations, etc., etc.

Ce relâchement des muscles et des parties ligamenteuses,

se montre avec tant de constance, que presque tous les écrivains ont attribué à leurs sources des propriétés *adoucissantes*, sans remarquer qu'ils les faisaient en même temps émollientes et toniques. Cependant l'effet curatif ne provient que de l'excitation et de la gymnastique; en effet, sous l'influence d'un long repos, auquel un membre est condamné soit par la douleur, soit par des appareils contentifs, les muscles se sont rétractés, raidis; ils ont perdu, pour ainsi dire, l'habitude de se contracter; leurs gaines celluleuses se sont desséchées, la circulation capillaire a langui, le membre s'est atrophié; les fonctions nerveuses se sont perverties et ont amené des douleurs assez vives qui, exaspérées par le plus léger exercice, prolongent l'inertie des muscles et par suite s'opposent à la guérison ou la rendent extrêmement lente. Mais excitez les extrémités des nerfs et des vaisseaux; activez la sécrétion du tissu cellulaire par la boisson et les bains; puis, faites intervenir une gymnastique telle que, laissant tout le reste du corps dans un repos et un relâchement complets, elle communique aux parties rétractées un mouvement gradué, fort ou faible au gré du malade et par conséquent exempt de douleurs; en d'autres termes, administrez la douche et vous verrez bientôt les muscles se détendre, les ligaments se relâcher, et le membre reprendre sa force et sa souplesse primitives.

Dans tous les thermes on calme, on guérit des névroses et les prôneurs peuvent tous dire que leurs sources sont antispasmodiques. En admettant que les névroses dépendent d'un trouble local de l'innervation, peut-être d'une accumulation de fluide nerveux, on le conçoit sans peine, les eaux thermales peuvent les combattre avec avantage, et agir comme antispasmodiques, en produisant une excitation, une force révulsive générale, ou comme le disaient nos devanciers, un développement de forces centrifuges qui détruit les causes congestionnelles et donne un surcroit d'action à l'ensemble du système nerveux pour modérer l'activité anormale d'une de ses parties.

La stérilité dépend quelquefois d'un état de relâchement et de faiblesse, de sécrétions anormales dans les organes génitaux, états morbides que l'excitation peut heureusement modifier. Dans ces circonstances, il n'est pas étonnant de voir toutes les eaux chaudes posséder des propriétés prolifiques et justifier la qualification d'engrosseuses (1) dont quelques unes jouissent depuis nombre d'années.

Si nous voulons réfléchir à ce que peuvent sur l'organisme les circonstances hygiéniques, nous comprendrons que des praticiens habiles aient guéri, à toutes les sources, même des inflammations chroniques des viscères, et cela, dans beaucoup de cas, en coupant les eaux avec des médicaments, de manière à les dénaturer et à ne leur laisser qu'une action purement morale. En effet, ne voyons-nous pas tous les jours, les malades des grandes villes, livrés à des occupations sédentaires et ayant pris dans une vie molle et toute d'émotions, un tempérament nerveux et irritable, retirer les plus grands avantages d'un air pur et salubre, d'un climat favorable, d'un exercice modéré qui permet au système sanguin et musculaire un degré d'action capable de contrebalancer la prédominance pernicieuse du système cérébro-spinal? Quel est le valétudinaire qui n'a ressenti la douce influence des distractions, du changement de régime? s'il a vu ses digestions languir, son estomac devenir paresseux, s'irriter sous l'influence des travaux de cabinet, ou des soucis que donnent les grands intérêts de la vie sociale, ne sera-t-il pas à moitié

(1) Bordeu. *Maladies chroniques*, page 64.

guéri, lorsqu'en arrivant aux eaux, il trouvera la tranquillité d'esprit et de cœur, la cessation complète de toute occupation? Une vie douce, toute matérielle, au milieu d'un site champêtre, après un voyage agréable; une vie toute naturelle qui succède à une vie factice, n'est-elle pas toute puissante sur un débauché, fatigué de plaisirs, épuisé par les veilles et les excès de toute espèce? et ce malheureux hypochondriaque qui a consulté vainement tous les médecins et subi toutes les médications, ne sera-t-il pas véritablement soulagé par l'espoir de retrouver la santé et le bonheur? Tous ces agents tant médicamenteux qu'hygiéniques ont dû opérer partout des cures inespérés et produire assez d'enthousiasme pour faire dire à Hoffmann (Frid) : Il n'est pas de remède plus positif et plus étendu que les eaux minérales (1).

Après avoir étudié les vertus générales des eaux chaudes, après avoir analysé les changements qu'elles opèrent sur l'économie animale, on est forcé de convenir que, dans la plupart des cas, on aurait obtenu le même effet des eaux factices, si le malade avait pu se montrer assez docile et le médecin assez sûr de la bonté du traitement pour le suivre avec persévérance. Mais il est rare que le malade veuille boire une grande quantité d'eau, se baigner, se doucher tous les jours, s'astreindre à un régime et tout cela, pendant deux, trois, quatre mois d'une ou de plusieurs années consécutives. D'un autre côté, les praticiens n'accordent pas aux douches toute la confiance qu'elles méritent; car, dans la plupart des hôpitaux, même les plus grands, on ne trouve pas d'appareil pour les administrer; ou du moins, la construction en est tellement vicieuse, qu'elle fait perdre les trois quarts des avantages que

(1) Frid-Hoffmann, *Nouv. expér. et obs. sur les eaux minér. d'Allemagne* (1752).

l'on a droit d'en attendre. Tous ces motifs expliquent pourquoi les médecins envoient et enverront encore aux eaux thermales, des malades qu'ils pourraient guérir avec les eaux artificielles.

III. PROPRIÉTÉS PARTICULIÈRES. — Sous le point de vue de l'excitation les eaux thermales sont d'autant plus actives qu'elles sont plus riches en minéraux et en calorique.

Sous le rapport des propriétés qui dépendent de la nature du principe minéralisateur, voici les maladies que chaque classe modifie le mieux ou guérit d'une manière spéciale :

1° Eaux sulfureuses : Maladies de la peau.

2° Eaux alcalines : Goutte, calculs acides et intoxication de même nature.

3° Eaux acidules ou gazeuses : Intoxication alcaline, affections du tube digestif. (Les gaz facilitent la digestion de l'eau thermale.)

4° Eaux ferrugineuses : Chlorose et toutes les maladies anhémiques.

5° (a) Salines purgatives : Tumeurs indolentes, engorgements chroniques (à cause de la révulsion interne).

(b) Salines : pas de propriété spéciale.

6° Eaux salines iodées ou bromées : Maladies du système glanduleux et lymphatique, tumeurs blanches, engorgement des viscères abdominaux survenu à la suite des fièvres intermittentes.

On le voit dans ce trableau, les propriétés particulières sont très peu nombreuses, et encore quelques unes d'entre elles sont-elles communes à toutes les eaux thermales.

Lorsque l'excitation est seule nécessaire et qu'on se décide à envoyer le malade aux eaux, il est très avantageux de choisir une source très salée et qui n'ait pas moins de 5o à 6o°. de température (1), car il sera toujours facile de la rendre moins chaude et moins salée au moyen d'une addition d'eau commune. Le proverbe : *Qui peut plus peut moins*, est ici applicable dans toute son extension.

C. Eaux thermales factices.

Quoique la chimie ne soit pas encore parvenue à imiter d'une manière exacte toutes les eaux thermales, elle nous fournit cependant des produits assez satisfaisants, pour que je puisse résumer tout ce que j'ai à dire sur les eaux factices par l'aphorisme suivant :

Si dans les établissements thermaux on substituait, à l'insu des malades, les eaux factices à celles des sources, les résultats thérapeutiques ne seraient point changés dans le plus grand nombre des cas et surtout pour ce qui regarde l'usage externe.

C'est assez dire que les eaux artificielles qui présentent l'avantage d'être chaudes et salées, en raison du degré d'excitation à produire, deviennent insuffisantes toutes les fois que se fait sentir le besoin de l'influence du voyage, du climat, de l'air, du régime, etc....

Ici se termine la première partie de mon travail ; j'ai à m'occuper de la topographie médicale de Bourbonne, et de l'action thérapeutique de ses eaux thermales salines-bromées,

(1) Les eaux de Bourbonne remplissent ces conditions.

FIN DE LA PREMIÈRE PARTIE.

www.ingramcontent.com/pod-product-compliance
Lightning Source LLC
LaVergne TN
LVHW021528140926
848035LV00047B/1256

* 9 7 8 2 0 1 4 1 0 7 6 3 0 *